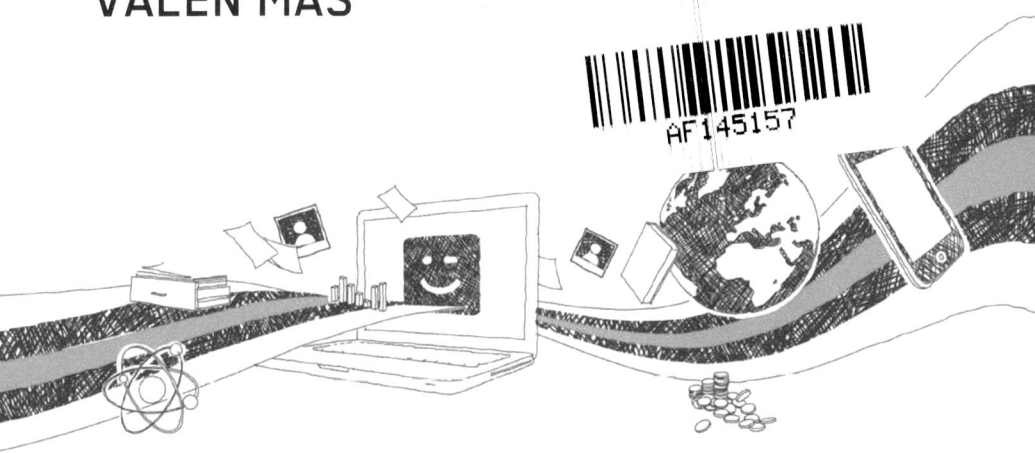

Bibliographic information published by the German National Library:

The German National Library lists this publication in the National Bibliography; detailed bibliographic data are available on the Internet at http://dnb.dnb.de .

Imprint:

Copyright © 2014 GRIN Verlag
Print and binding: Books on Demand GmbH, Norderstedt Germany
ISBN: 9783668765375

This book at GRIN:

https://www.grin.com/document/434948

Ricardo Reyes Rodríguez

Influencia del estilo de vida y adherencia al tratamiento en la evolución de la diabetes mellitus tipo 2 en una muestra de población del norte de Tenerife

GRIN Verlag

GRIN - Your knowledge has value

Since its foundation in 1998, GRIN has specialized in publishing academic texts by students, college teachers and other academics as e-book and printed book. The website www.grin.com is an ideal platform for presenting term papers, final papers, scientific essays, dissertations and specialist books.

Visit us on the internet:

http://www.grin.com/

http://www.facebook.com/grincom

http://www.twitter.com/grin_com

Influencia del estilo de vida y adherencia al tratamiento en la evolución de la diabetes mellitus tipo 2 en una muestra de población del norte de Tenerife

Ricardo Reyes Rodríguez

Facultad de Farmacia. Universidad de La Laguna 2014

Trabajo de investigación presentado por Ricardo Reyes Rodríguez en la asignatura de "Estancias" del 5º curso de la Licenciatura en Farmacia y, realizado durante el periodo de prácticas tuteladas en Farmacia comunitaria.

Este trabajo recibió el premio al mejor trabajo de prácticas tuteladas en la modalidad de Farmacia comunitaria en el curso académico 2013-2014 (Anexo I).

Asignatura: Estancias. Curso 2013-2014.
Alumno: Ricardo Reyes Rodríguez

Índice

Resumen

La diabetes mellitus tipo 2 es una enfermedad compleja de carácter multifactorial que implica un trastorno del metabolismo de hidratos de carbono, lípidos y proteínas y que a largo plazo provoca en grado variable alteraciones sistémicas que merman la calidad de vida de los pacientes y conllevan un importante gasto socio-sanitario. En Canarias, la diabetes tipo 2 es una enfermedad con alta prevalencia e incidencia que además presenta una mala evolución en la mayoría de los pacientes a consecuencia de diversos factores, entre otros, el estilo de vida y la adherencia al tratamiento. En este estudio se ha seleccionado una muestra de población de 60 personas con diagnóstico de diabetes mellitus tipo 2, pacientes habituales de una oficina de farmacia de la localidad de La Orotava en el norte de Tenerife, y se ha estudiado la influencia del estilo de vida y la adherencia al tratamiento sobre diferentes parámetros antropométricos y analíticos, indicativos de la evolución y estado actual de la enfermedad. Los resultados muestran una clara influencia de ambos factores en determinados parámetros analíticos como la glucemia basal, hemoglobina glicosilada, colesterol total y creatinina entre otros, así como sobre el índice de masa corporal, tanto en el análisis de la muestra global como en el análisis por sexos. Las conclusiones de este estudio ponen de manifiesto la importancia de ambos factores en el control metabólico de la diabetes, así como en su evolución a largo plazo, resaltando la importancia de los mismos en el mantenimiento de una calidad de vida adecuada en los pacientes.

Abstract

Diabetes mellitus type 2 is a complex disease of a multifactorial nature that involves a disorder of the metabolism of carbohydrates, lipids and proteins and that in the long term causes a variable degree of systemic alterations that reduce the quality of life of patients and entail an important socio-health expenditure. In the Canary Islands, type 2 diabetes is a disease with high prevalence and incidence that also presents a poor evolution in most patients as a result of various factors, among others, lifestyle and adherence to treatment. In this study, a population sample of 60 people diagnosed with diabetes mellitus type 2, regular patients from a pharmacy office in the town of La Orotava in the north of Tenerife, has been selected, and the influence of lifestyle and adherence to treatment has been studied on different anthropometric and analytical parameters, indicative of the evolution and current state of the disease. The results show a clear influence of both factors in certain analytical parameters such as basal glycaemia, glycosylated hemoglobin, total cholesterol and creatinine among others, as well as on the body mass index, both in the analysis of the global sample and in the analysis by sexes The conclusions of this study show the importance of both factors in the metabolic control of diabetes, as well as in its long-term evolution, highlighting the importance of these in the maintenance of an adequate quality of life in patients.

1. Introducción

La diabetes mellitus (DM) no es una entidad única, sino un grupo de trastornos metabólicos que comportan una característica subyacente común, que es la hiperglucemia. El efecto es un trastorno crónico del metabolismo de los hidratos de carbono, los lípidos y las proteínas, con complicaciones a largo plazo que afectan a los vasos sanguíneos, riñones, ojos y nervios. A nivel mundial, unos 140 millones de personas padecen diabetes, siendo ésta una de las enfermedades no transmisibles más frecuentes (1,2).

La homeostasis normal de la glucosa está estrechamente controlada por tres procesos interrelacionados: 1) la producción de glucosa por el hígado, 2) la captación de glucosa y su utilización en los tejidos periféricos (principalmente, en el músculo esquelético) y 3) las acciones de la insulina y las hormonas contrarreguladoras o contrainsulares como los glucagones. Los valores de glucosa en sangre se mantienen normalmente en un intervalo muy estrecho, generalmente entre 70 y 110 mg/dL. El diagnóstico de DM se establece con la demostración de niveles altos de glucosa en sangre mediante cualquiera de estos tres criterios:

- Nivel de glucosa al azar igual o superior a 200 mg/dL con signos y síntomas clásicos como son polidipsia, poliuria y polifagia.
- Nivel de glucosa basal por encima de 126 mg/dL.
- Prueba de tolerancia a la glucosa oral anómala, en la que los niveles de glucosa están por encima de 200 mg/dL, 2 horas después de la carga de hidratos de carbono estándar.

La insulina es una hormona anabólica, necesaria para la captación de glucosa en algunos tejidos periféricos como el músculo esquelético, el músculo cardiaco y el tejido adiposo, para la formación de glucógeno en el hígado y en el músculo esquelético, para la conversión de glucosa en triglicéridos y para la síntesis de proteínas. La glucosa es por si sola el estímulo más importante para la síntesis y liberación de insulina. Un aumento de los niveles de glucosa en sangre provoca una captación de glucosa por parte de las células β pancreáticas, facilitada por un transportador de glucosa presente en la membrana plasmática, que es independiente de insulina, el GLUT-2. El metabolismo de la glucosa y la consiguiente producción de ATP, bloquea un canal de K^+ sensible a ATP presente en la membrana de la célula pancreática que provoca una despolarización de la misma con la consiguiente entrada de iones Ca^{2+} y la secreción inmediata de la insulina previamente formada almacenada en los gránulos de secreción (1,2). Si el estímulo secretor persiste, continúa una respuesta retrasada y prolongada que implica la síntesis activa de insulina. Las acciones metabólicas y mitogénicas de la insulina están mediadas por la unión de la hormona a su receptor, una proteína tetramérica, con la consiguiente activación de las vías de señalización intracelular de la proteincinasa activada por mitógenos (MAPK) y la fosfatidilinositol 3-cinasa (PI 3-cinasa) (1,2).

La diabetes mellitus tipo 2 (DM 2) es, sin duda el tipo más frecuente de diabetes, en el que la susceptibilidad genética juega un papel importante y cuya expresión fenotípica se va a ver modificada por factores ambientales. Los dos defectos metabólicos principales que caracterizan la DM 2 son la resistencia periférica a la acción de la insulina y una respuesta compensatoria inadecuada a la secreción de insulina por parte de la célula β pancreática que termina provocando la disfunción de la misma (1,2).

La resistencia a la insulina es la capacidad reducida de los tejidos periféricos para responder a la misma. Los estudios funcionales de individuos con resistencia a la insulina muestran numerosas alteraciones cualitativas y cuantitativas en las vías de señalización intracelulares de la insulina, como son disminución de la expresión del receptor, disminución de la fosforilación del receptor y de su actividad tirosincinasa y reducción de la actividad de los intermediarios en la vía de señalización de la insulina (1,2). La resistencia a la insulina es un fenómeno complejo influido por una variedad de factores ambientales y genéticos. Los factores genéticos asociados continúan siendo poco claros, pues las mutaciones en el receptor de insulina se observan solo en una pequeña proporción de individuos con DM 2. Entre los factores ambientales, la obesidad tiene la asociación más fuerte, de hecho, se conoce desde hace décadas y la resistencia a la insulina es el factor subyacente. El riesgo de DM aumenta cuando aumenta del índice de masa corporal (IMC), lo cual sugiere una relación entre la grasa corporal y la resistencia a la insulina (1,2).

La disfunción de las células β pancreáticas se manifiesta por una secreción inadecuada de insulina ante la resistencia de los tejidos periféricos a la misma y la hiperglucemia. La disfunción es tanto cualitativa (pérdida del patrón pulsátil oscilante de la secreción de insulina y atenuación de la fase inicial rápida de la secreción de insulina desencadenada por la elevación de glucosa plasmática) como cuantitativa (disminución del número de células β, degeneración y depósito de amiloide en los islotes pancreáticos).

La morbilidad asociada con la DM de larga duración es el resultado de una serie de complicaciones que involucran tanto a las arterias de medio y gran calibre (enfermedad macrovascular) como a la disfunción capilar en órganos diana (enfermedad microvascular). La enfermedad macrovascular puede acelerar la ateroesclerosis entre los diabéticos, provocando un aumento del riesgo de infarto de miocardio e infartos y gangrena de las extremidades inferiores. Los efectos de la enfermedad microvascular se localizan en su mayoría en la retina, los riñones y los nervios periféricos, provocando retinopatía, nefropatía y neuropatía diabética, respectivamente (1,2). Al menos tres vías metabólicas diferentes parecen estar involucradas en la etiopatogenia de las complicaciones diabéticas a largo plazo:

- Glicosilación no enzimática de proteínas.
- Hiperglucemia intracelular con alteraciones en la vía del poliol.
- Activación de la proteincinasa C (PKC).

La DM 2 es un problema de salud importante en las Islas Canarias puesto que su población sufre la mayor mortalidad de España por esta enfermedad y la diferencia con el resto del país es grande. En 2005 varones canarios presentaron una mortalidad 4 veces mayor que la de varones de la comunidad autónoma de Madrid y 3 veces superior a la del conjunto de España (3). En 2006 la mortalidad total por DM 2 en Canarias fue casi 5 veces superior a la de la comunidad autónoma de Madrid, y si se analiza la mortalidad prematura por DM 2, es decir la ocurrida antes de los 75 años, la tasa en Canarias casi multiplicó por 6 a la de la comunidad de Madrid (4). Aunque pueda haber cierta falta de uniformidad en la recogida de datos de mortalidad, las diferencias que se observan son demasiado grandes para ser atribuibles a ello, en un sistema sanitario relativamente homogéneo como es el español. La alta prevalencia de DM 2 en Canarias puede ser explicada en parte por diferencias genéticas en la composición de la población de las islas (5) y por la actual epidemia de obesidad, de la cual Canarias es un buen ejemplo pues en 2009 presentaba en su población adulta la mayor prevalencia de obesidad (30%) y sobrepeso (39%) descritas en el país (6). Ahora bien, el problema principal no es sólo la alta prevalencia de DM 2 en Canarias sino la mala evolución de la enfermedad. Estudios basados en los registros de pacientes con DM2 en los servicios de atención primaria de esta comunidad autónoma indican que la frecuencia de tratamiento con fármacos es alta (7). A su vez, estudios hospitalarios han puesto de manifiesto que las condiciones en que se remiten los pacientes diabéticos a las consultas especializadas son similares a las de otras comunidades autónomas (8). Parece entonces poco probable, que exista un abordaje clínico-terapéutico de los pacientes diabéticos en Canarias sustancialmente peor que en otras comunidades autónomas. Esto induce a pensar que otros factores como son el estilo de vida y la propia adherencia al tratamiento, podrían ser la causa de esa mala evolución. Por esta razón, en este estudio se ha planteado como objetivo principal, estudiar en un grupo representativo de población diagnosticada de DM 2, correspondiente a una zona rural del norte de Tenerife (La Orotava) y pacientes habituales de la oficina de Farmacia "Las Cuevas", la influencia por una parte 1) del estilo de vida (dieta y ejercicio físico) y por otra parte 2) de la adherencia al tratamiento farmacológico sobre distintos parámetros antropométricos y analíticos, indicadores del estado actual de salud del paciente en relación a la DM.

2. Material y métodos

Para llevar a cabo el presente estudio, se elaboró un cuestionario de salud (Fig. 1) con el objetivo de recabar información de determinadas características antropométricas del paciente como el peso y la talla, que permitieran calcular el IMC y por tanto poder clasificarlos en la escala de bajo peso, normopeso, sobrepeso u obesidad, fecha en que se diagnosticó la DM, hábitos higiénico dietéticos (dieta y ejercicio físico), tratamiento farmacológico aplicado y adherencia al mismo, datos analíticos relevantes, relativos al último control realizado, no superior a 6 meses, y finalmente información relativa al padecimiento de otras enfermedades que pudieran tener relación o no con la DM y tratamiento farmacológico aplicado para las mismas. El cuestionario se aplicó sobre una muestra de 60 pacientes (30 hombres y 30 mujeres) pacientes habituales de la oficina de farmacia "Las Cuevas", sita en la calle Alemania 1, en el Municipio de La Orotava en el norte de Tenerife).

Los datos obtenidos se recogieron en una hoja de excel (versión 2003) para su posterior procesado. Se recogieron datos relativos a los siguientes aspectos:

Datos antropométricos de peso (Kg) y talla en (m) para el calculó el IMC según la fórmula IMC = Peso/(Talla)^2(Kg/m^2) y posterior clasificación de los individuos de la muestra en las categorías de: bajo peso, normopeso, sobrepeso u obesidad.

Datos relativos al tipo de alimentación (dieta) y práctica de ejercicio físico.

Datos sobre el tratamiento farmacológico y adherencia al mismo.

Datos sobre diferentes parámetros analíticos utilizados para valorar de forma relativa el estado actual del paciente y la evolución de la DM. Los parámetros analíticos recogidos fueron los siguientes:

Valores de glucemia basal (Glu) como control del estado actual del paciente.

Valores de hemoglobina glicosilada (HbA1C) para estimar la evolución de la glucemia en los seis meses previos al control analítico.

Valores de perfil lipídico, en concreto, niveles de colesterol total (COL), HDL colesterol (HDLcol), LDL colesterol (LDLcol) y triglicéridos (TG) como indicativos de la existencia de dislipemias.

Valores de creatinina sérica (Crea) para estimar la función renal del paciente.

Se recogieron asimismo datos sobre la existencia de otras enfermedades y el tipo de tratamiento farmacológico aplicado para las mismas.

Los datos se analizaron con el objetivo de poner de manifiesto posibles diferencias por sexo, así como estudiar todas las posibles correlaciones entre los hábitos de vida (dieta y ejercicio físico) y la adherencia al tratamiento farmacológico sobre los diferentes parámetros objeto de estudio. Los datos se muestran en tablas y en representación gráfica. Los histogramas representan el valor medio ± DS en cada caso. Para el análisis estadístico se utilizó el programa SPSS (versión 18.0) y se realizó un test ANOVA I para poner de manifiesto diferencias estadísticamente significativas. El nivel de significación fue de $p<0.05$.

1.- Edad y sexo.

2.- ¿Cuál es su peso y estatura actual?

3. - ¿En que año se le diagnosticó la diabetes mellitus tipo II (DM II)?

4.- ¿Sigue algún tipo de tratamiento?

    Dieta y ejercicio físico

    Dieta y ejercicio físico + ADO (comprimidos)

    Dieta y ejercicio físico + ADO + Insulina

5.- ¿Cumple correctamente la dieta?

6.- ¿Hace ejercicio físico de forma regular?

7.- ¿Toma correctamente la medicación?

8.- ¿Cómo están normalmente sus valores de glucosa en ayunas?

9.- ¿Cuál fue el valor de hmoglobina glicosilada (HbA1C) en su último control analítico?

10.- ¿Cuáles fueron sus valores de colesterol total (COL), HDLc, LDLc y triglicéridos en su último control analítico?

11.- ¿Cuál fue el valor de la creatinina en su último control analítico?

12.- ¿Ha sido usted diagnosticado/a de hipertensión arterial? En caso afirmativo que tratamiento sigue?

13.- ¿Ha sido usted diagnosticado de otras enfermedades? ¿Cuáles? ¿Sigue algún tipo de tratamiento farmacológico?

14.- ¿Es usted fumador/a? ¿Desde cuando? ¿Cuántos cigarrillos fuma al día?

Fig. 1. Cuestionario de hábitos higiénico-dietéticos, adherencia al tratamiento y estado general aplicado a la muestra de pacientes.

3. Resultados y discusión

3.1. Análisis de la muestra global

El análisis de los datos, mostró que, del total de la muestra analizada, la media de edad fue de 64,4±9,1 años, siendo el periodo medio de evolución de la enfermedad de 15,9±2,7 años. Los datos antropométricos mostraron un valor medio de IMC 27,1±9,5 Kg/m². El análisis de los datos antropométricos, mostró que el 23,3% de la muestra se encontraba dentro del intervalo de normopeso (18,5-24,9 Kg/m²). El resto de la muestra, un 76,7%, mostró valores de IMC superiores a 24,9 Kg/m², situándose la mayoría, un 63,4% en el intervalo de sobrepeso (25-29,9 Kg/m²) y un 13,3% en el intervalo de obesidad (30-40 Kg/m²). En relación al análisis de los datos antropométricos, hay que tener en cuenta que la determinación del IMC, si bien es un parámetro indicativo del nivel de sobrepeso u obesidad, no es el más adecuado, dado que la determinación de este parámetro tiene en cuenta el peso total del individuo, mientras que no determina de manera específica el nivel o cantidad de masa grasa, lo cual en determinados individuos puede hacer que el IMC sea erróneamente interpretado ya que un individuo puede presentar un valor elevado de peso corporal sin estar esta condición necesariamente asociada a un exceso de grasa corporal, por ejemplo individuos con elevada masa ósea o muscular. A pesar de que en la muestra objeto de estudio, el IMC en la mayoría de los individuos si se asociaba a un exceso de grasa corporal, lo correcto en este tipo de estudio, además de determinar el IMC, es determinar el porcentaje de tejido graso que es lo que realmente determina la condición de sobrepeso u obesidad en un individuo.

Del total de la muestra estudiada, un 53,3% refirió hacer dieta adecuada mientras que el 46,7% restante refirió ser poco o nada cuidadoso con los hábitos alimentarios. Un 40% refirió hacer ejercicio físico moderado de manera regular mientras que el 60% restante declaró no hacer o hacerlo de manera irregular y sin ninguna constancia. El 100% de la muestra recibía tratamiento farmacológico con antidiabéticos orales (ADO) y un 46,7% recibía además tratamiento con insulina. La adherencia al tratamiento fue referida por el 76,7% de los individuos de la muestra. El porcentaje de individuos diagnosticado de hipertensión arterial (HTA) fue del 86,7% y un 23,3% declararon consumir tabaco habitualmente, a razón de 5 cigarrillos de media al día. Todos los individuos de la muestra refirieron estar diagnosticados de otras enfermedades, que en algunos casos se asocian al estado crónico de DM, aunque en otros casos no guardaban relación con la diabetes, al menos de manera directa. Todos, sin excepción recibían otros tratamientos farmacológicos indicados para tales enfermedades, las más frecuentes, la hipertensión arterial esencial y las dislipemias o hiperlipidemias.

El análisis de los diferentes parámetros recogidos no mostró diferencias estadísticamente significativas entre ambos sexos, salvo en los niveles de colesterol total (COL) (Tabla 1), lo que parece indicar ausencia de relación entre el sexo del individuo y este tipo de enfermedad.

Tabla 1. Diferencias por sexo en los diferentes parámetros recogidos en el cuestionario de salud en la muestra objeto de estudio. Los datos representan el valor medio ± DS.

	Edad (años)	IMC (Kg/m²)	Evolución (años)	Glu (mg/dL)	HbA1C (%)
Hombres	66,8 ± 4,8	27,3 ± 2,6	16,1 ± 6,5	127 ± 27	6,7 ± 1
Mujeres	61,9 ± 11,7	27 ± 2,9	15,6 ± 12,1	121 ± 24	6,5 ± 0,9

	COL (mg/dL)	HDLc (mg/dL)	LDLc (mg/dL)	TG (mg/dL)	Crea (mg/dL)
Hombres	183 ± 30*	52 ± 12,5	123,5 ± 18	117 ± 25	1,03 ± 0,31
Mujeres	203 ± 18*	49,8 ± 15	120 ± 20	138 ± 35	1,35 ± 0,72

* $p<0.05$

En relación a la diferencia encontrada en los valores de colesterol total entre hombres y mujeres, no se puede concluir si se trata de una diferencia real asociada a características propias de cada uno de los sexos. El 100% de los individuos de la muestra recibía tratamiento con estatinas y en algunos casos con estatinas y fibratos, indicados para tratar las condiciones de hipercolesterolemia e hipertrigliceridemia. La mayoría habían sido diagnosticados de tal condición. En otros casos, la indicación de este tipo de fármacos se hacía de manera preventiva para evitar la aparición de un factor de riesgo adicional en individuos que ya de por sí tenían un riesgo cardiovascular considerable, al padecer DM, HTA y en numeroso casos sobrepeso u obesidad con depósito preferente de grasa abdominal. Por tanto, y teniendo en cuenta esta condición, no hemos obtenido más diferencias, salvo la encontrada para el colesterol total y tampoco se han podido establecer correlaciones claras sobre la influencia del estilo de vida en relación a los niveles de lípidos en sangre.

La influencia del hábito higiénico dietético (dieta y ejercicio físico) sobre la muestra total, mostró una clara influencia de la dieta sobre los parámetros estudiados en relación al estado actual del paciente diabético (Glucemia basal, HbA1C, creatinina sérica e IMC) con diferencias significativas entre los individuos que seguían un hábito higiénico dietético adecuado y aquellos que no lo hacían (Fig. 2). Curiosamente, las diferencias observadas en relación a los niveles de creatinina, mostraron resultados contrarios a los observados con la glucemia basal, HbA1C e IMC. Es decir, los niveles de creatinina más bajos y por tanto indicativos de una función renal óptima se observaron en el grupo de individuos que no hacían una dieta adecuada. En relación a este parámetro, hay que señalar que el grado de variabilidad que se observó fue mayor que en los otros tres parámetros estudiados, y además hay que tener en cuenta que el efecto de la dieta sobre los niveles séricos de creatinina no es comparable al efecto sobre los niveles de glucemia basal, HbA1C e IMC, ya que el efecto sobre estos parámetros es mucho más directo, sobre todo sobre la glucemia basal y la HbA1C. Por otra parte, se han seleccionado parámetros que nos dan información sobre los efectos de un hábito dietético adecuado a muy corto plazo, como es el caso de la glucemia basal, a un plazo algo más largo en el caso de la hemoglobina glicosilada (HbA1C) y a un plazo mucho

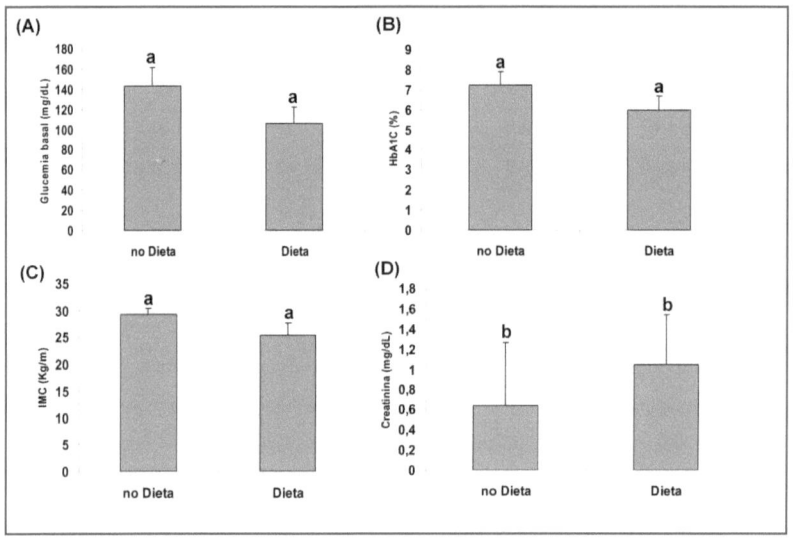

Fig. 2. Influencia de la dieta sobre la glucemia basal (A), hemoglobina glicosilada (HbA1C) (B), índice de masa corporal IMC (kg/m^2) (C) y creatinina sérica (D) en la muestra total. a: $p<0.001$, b: $p<0.05$. La misma letra sobre diferentes histogramas indica diferencias significativas entre los mismos.

más largo en el caso de la creatinina, de hecho los valores de glucemia basal y hemoglobina glicosilada pueden mejorarse con un cambio de dieta a partir de un momento dado en cuestión de días a meses, mientras que los valores de creatinina reflejan los efectos que una dieta inadecuada en el paciente diabético ha tenido sobre la microvascularización y en concreto sobre los efectos de la alteración microvascular en la estructura del parénquima renal y en último término en la función renal, efectos irreversibles que, aunque se modifiquen los hábitos higiénico-dietéticos, ya no son recuperables, al contrario de lo que ocurre con la glucemia basal y la HbA1C. En este sentido hay que señalar casos concretos de pacientes que

12

presentaban en el momento actual de la entrevista niveles de glucemia basal y HbA1C óptimos pero mostraban niveles de creatinina indicativos de una mala función renal y sobre los que se investigaron antecedentes de hábitos higiénico-dietéticos, poniendo de manifiesto que durante periodos de tiempo largos al inicio de la enfermedad o incluso previos al diagnóstico, habían llevado estilos de vida totalmente inadecuados en cuanto a alimentación y ejercicio físico así como una baja adherencia al tratamiento, reflejándose esto en el momento actual en los niveles séricos de creatinina.

Se observó igualmente una clara influencia del ejercicio físico, sobre la glucemia basal, la hemoglobina glicosilada (HbA1C) y el IMC, siendo más acusada la diferencia en el caso de la glucemia basal (Fig. 3).

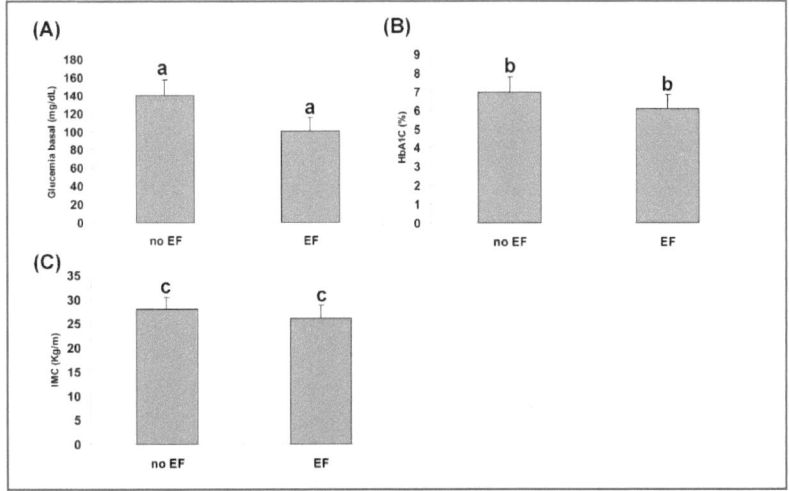

Fig. 3. Influencia del ejercicio físico sobre la glucemia basal (A), hemoglobina glicosilada HbA1C (B) e índice de masa corporal IMC (kg/m^2) (C) en la muestra total. a: $p<0.001$, b: $p<0.01$, c: $p<0.05$. La misma letra sobre diferentes histogramas indica diferencias significativas entre los mismos.

En el caso de la adherencia al tratamiento, los datos mostraron diferencias significativas en el caso de la glucemia basal y hemoglobina glicosilada (HbA1C), sin embargo no se observaron diferencian en relación a los niveles séricos de creatinina (Fig. 4). En este caso, se puede observar en la gráfica mayor homogeneidad en los datos del grupo "no AT" que en el grupo "AT" que muestra una mayor dispersión, asimismo, y al igual que ocurría con la influencia de la dieta, una investigación más exhaustiva sobre antecedentes en cuanto a adherencia al tratamiento, mostró igualmente que en etapas iniciales de la enfermedad la adherencia al

13

tratamiento había sido baja, e incluso mostró casos de individuos mal diagnosticados que no habían recibido ningún tratamiento durante periodos de tiempo variables al comienzo de la enfermedad.

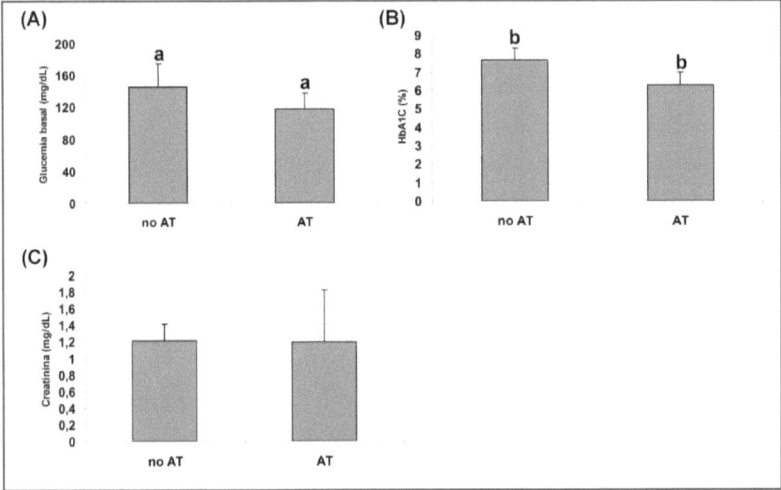

Fig. 4. Influencia de la adherencia al tratamiento sobre la glucemia basal (A), hemoglobina glicosilada HbA1C (B) y creatinina sérica (C) en la muestra total. a: *p*<0.006, b: *p*<0.001. La misma letra sobre diferentes histogramas indica diferencias significativas entre los mismos.

3.2. Análisis de la muestra por sexos

3.2.1. Hombres

El análisis de la muestra por sexos, mostró los siguientes resultados, en relación a los hábitos higiénico-dietéticos, un 66,7% refirió seguir una dieta adecuada, mientras que el 33,3% no, los datos referentes a la práctica de ejercicio físico fueron inversos, ya que el 40% refirió hacer ejercicio físico moderado de forma regular mientras que el 60% restante no. Un 66,3% refirió adherencia al tratamiento frente al 33,4%. Del total de la muestra de hombres, un 60% recibía tratamiento con insulina frente al 40% restante que no lo recibía. El porcentaje de pacientes entre los hombres con hipertensión arterial (HTA) fue del 80% y el porcentaje de fumadores fue del 20%.

El análisis de la influencia de la dieta sobre los parámetros objeto de estudio mostró diferencias significativas entre los hombres que seguían una dieta adecuada y aquellos que no lo hacían (Fig. 5).

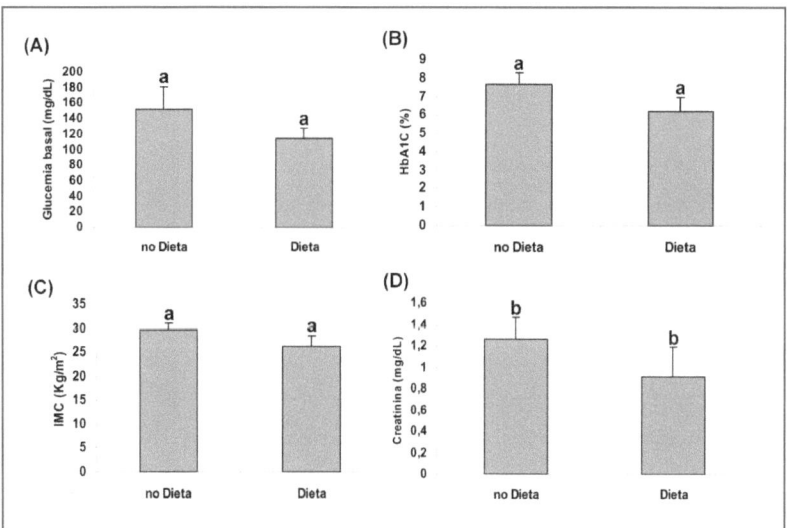

Fig. 5. Influencia de la dieta sobre la glucemia basal (A), hemoglobina glicosilada (HbA1C) (B), índice de masa corporal IMC (C) y creatinina sérica (D) en el grupo de hombres perteneciente a la muestra objeto de estudio. a: $p<0.01$, b $p<0.05$. La misma letra sobre diferentes histogramas indica diferencias significativas entre los mismos.

Sin embargo, el ejercicio físico, sólo mostró influencia estadísticamente significativa sobre los niveles de glucemia basal, mostrando escasa o ninguna influencia sobre la hemoglobina glicosilada (HbA1C) ni sobre el índice de masa corporal (IMC) (Fig. 6).

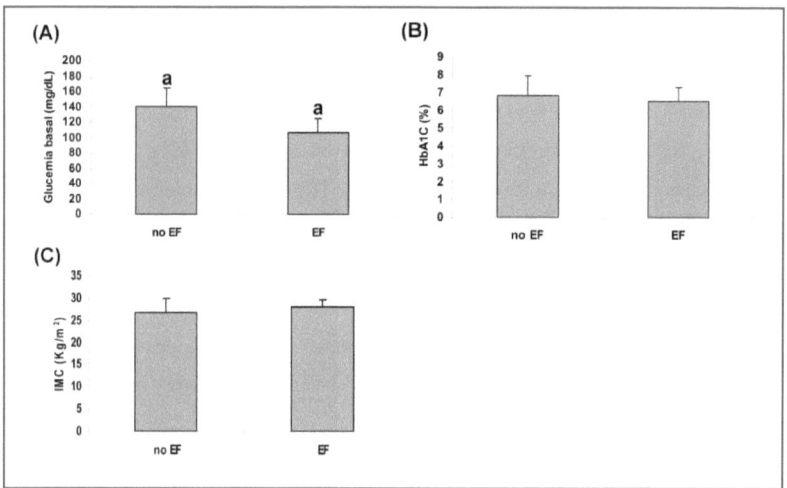

Fig. 6. Influencia del ejercicio físico sobre la glucemia basal (A), hemoglobina glicosilada (HbA1C) (B), e índice de masa corporal IMC (C) en el grupo de hombres perteneciente a la muestra objeto de estudio. a: $p<0.01$. La misma letra sobre diferentes histogramas indica diferencias significativas entre los mismos.

En el grupo de los hombres, los mismos individuos que seguían una dieta adecuada refirieron adherencia al tratamiento, encontrando por tanto idéntica influencia en este aspecto a la observada en el caso de la dieta, es decir, diferencias significativas entre los individuos que refirieron adherencia al tratamiento con respecto a los que no la refirieron (Fig. 7).

En este caso, observamos una relación positiva entre la adherencia al tratamiento y los niveles séricos de creatinina, a diferencia de lo que se observaba al analizar la muestra global sin tener en cuenta el sexo. Sin embargo, al existir coincidencia entre los individuos que hacen dieta adecuada y refieren adherencia al tratamiento, se enmascara en cierta forma la influencia real de cada uno de estos factores sobre los parámetros estudiados. No obstante, a la luz de estos resultados, parece evidente que la influencia de ambos factores es positiva, aunque no podamos conocer su contribución individual.

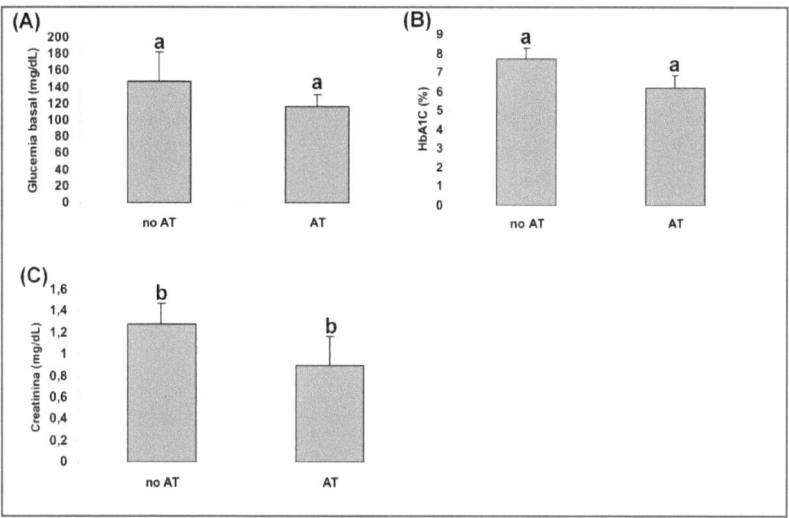

Fig. 7. Influencia de la adherencia al tratamiento sobre la glucemia basal (A), hemoglobina glicosilada (HbA1C) (B) y creatinina sérica (C) en el grupo de hombres perteneciente a la muestra objeto de estudio. a: $p<0.01$, b $p<0.05$. La misma letra sobre diferentes histogramas indica diferencias significativas entre los mismos.

3.2.2. Mujeres

En el grupo de las mujeres, un 40% refirió seguir unos hábitos dietéticos adecuados, mientras que el 60% no, los datos en cuanto a la práctica de ejercicio físico fueron exactamente los mismos, ya que el 40% que refirió hacer dieta adecuada, refirió igualmente practicar ejercicio físico moderado de forma regular frente al 60% restante. Un 86,7% refirió adherencia al tratamiento frente al 13,3% restante. Del total de la muestra de mujeres, un 33,3% recibía tratamiento con insulina frente al 66,7% restante que no lo recibía. El porcentaje de pacientes con hipertensión arterial entre las mujeres, fue del 100% de la muestra analizada. El porcentaje de fumadoras fue del 26,7%, ligeramente superior al de hombres.

El análisis de la influencia de la dieta mostró diferencias significativas entre las mujeres que seguían una dieta adecuada y aquellas que no lo hacían sobre todos los parámetros objeto de estudio salvo la creatinina sérica (Fig. 8). En este caso, el mismo grupo de mujeres que refirió hacer dieta adecuada, refirió hacer ejercicio físico moderado de forma regular, observándose por tanto la misma influencia en relación a este factor (ver Fig. 8). Al igual que ocurrió con el grupo de hombres en relación a la dieta y la adherencia al tratamiento, en este caso los efectos de la dieta y el ejercicio físico en el grupo de mujeres quedan solapados, no pudiendo discriminar el efecto real de cada uno de ellos sobre los diferentes parámetros estudiados.

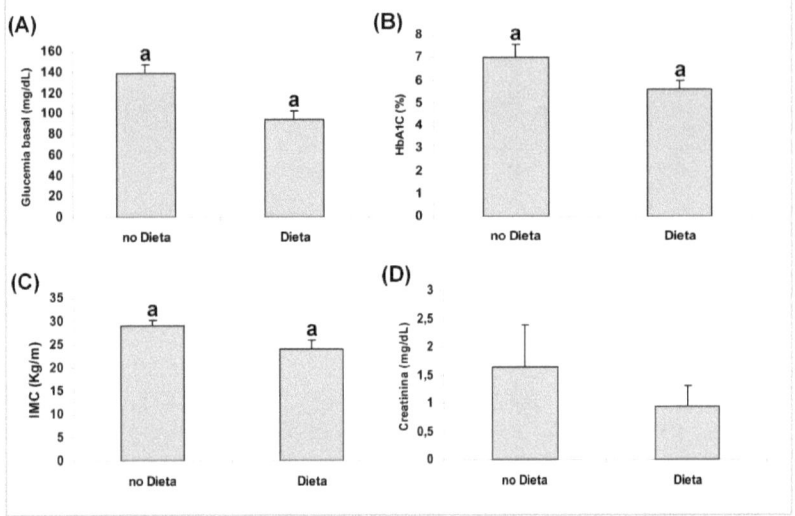

Fig. 8. Influencia de la dieta sobre la glucemia basal (A), hemoglobina glicosilada (HbA1C) (B), índice de masa corporal IMC (kg/m^2) (C) y creatinina sérica (D) en el grupo de mujeres perteneciente a la muestra objeto de estudio. a: $p<0.001$. La misma letra sobre diferentes histogramas indica diferencias significativas entre los mismos.

Con respecto a la influencia de la adherencia al tratamiento, no se observaron diferencias entre las mujeres que refirieron adherencia al tratamiento y aquellas que no lo hicieron, sobre los parámetros estudiados (Fig. 9). En este caso, al igual que ocurría con la muestra total, se observó como la influencia de la adherencia al tratamiento, era contraria a lo que cabría esperar, obsérvese también el grado de dispersión de los valores mucho más amplio en el caso del grupo "no AT". Esto probablemente sea la causa de lo que se observó en el análisis de la muestra total, donde también los valores de creatinina sérica mostraron tendencias contrarias a las que cabría esperar en relación a la adherencia al tratamiento, y cuya posible causa se explicó anteriormente.

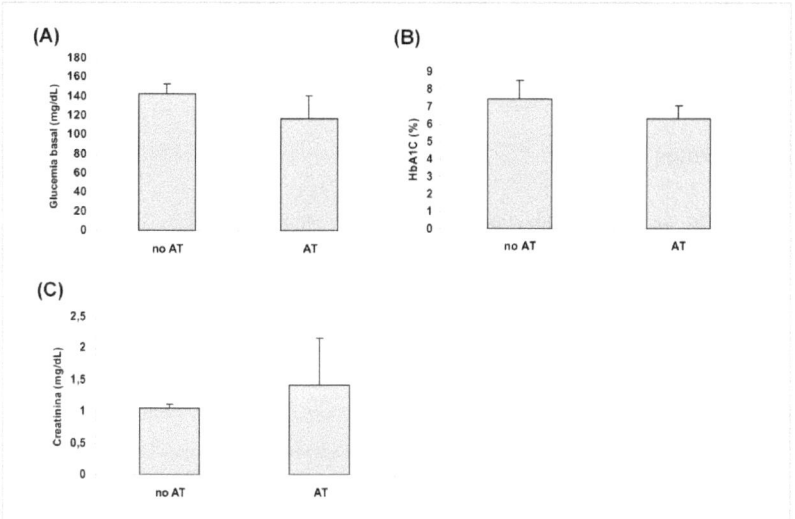

Fig. 9. Influencia de la adherencia al tratamiento sobre la glucemia basal (A), hemoglobina glicosilada (HbA1C) (B) y creatinina sérica (C) en el grupo de mujeres perteneciente a la muestra objeto de estudio. La misma letra sobre diferentes histogramas indica diferencias significativas entre los mismos.

Del análisis global de los resultados obtenidos en este trabajo, se pone de manifiesto la influencia que ejerce un estilo de vida adecuado en relación a hábitos dietéticos y ejercicio físico sobre el control metabólico de la DM 2. Igualmente, importante es la adherencia al tratamiento farmacológico de cara a mantener un control metabólico adecuado y evitar complicaciones a largo plazo. La importancia de estos factores ya ha sido puesta de manifiesto en diferentes estudios de mayor importancia (6-11), algo que la población diabética parece no llegar a entender a pesar de los esfuerzos de las administraciones y profesionales sanitarios. Un estilo de vida adecuado con correctos hábitos higiénico-dietéticos y, una correcta adherencia al tratamiento, son fundamentales como hemos podido deducir de los resultados de este estudio. A largo plazo, hemos podido ver la relación de unos hábitos dietéticos inadecuados y una falta de adherencia al tratamiento en varios casos de la muestra analizada, en relación con la función renal. Además de esta complicación (insuficiencia renal), esta serie de individuos presentes en la muestra, probablemente muestren afectación de otras estructuras como la retina y los nervios periféricos que son igualmente dianas preferentes de la enfermedad microvascular. Todo esto lleva al consiguiente deterioro del estado de salud con continuos ingresos hospitalarios y un aumento considerable del gasto sanitario que podría evitarse o al menos reducirse si la población fuese realmente consciente de la magnitud del problema, tanto globalmente como, lo que es más importante, a nivel individual en lo referente a la calidad de vida del propio individuo.

4. Conclusiones

Teniendo en cuenta las limitaciones de este estudio, los resultados obtenidos nos permiten concluir, sobre la muestra de población objeto de estudio, que: 1) Una dieta adecuada, así como la práctica regular de ejercicio físico moderado, influyen de manera positiva sobre la glucemia basal, la hemoglobina glicosilada y el índice de masa corporal cuando se analiza la muestra globalmente. 2) Igualmente, la adherencia al tratamiento farmacológico, influye positivamente sobre la glucemia basal y la hemoglobina glicosilada en el análisis global. Además, los tres factores parecen contribuir de manera similar. 3) En el análisis por sexos, en el grupo de los hombres, se observó una mayor influencia de la dieta y la adherencia al tratamiento farmacológico, si bien no se pudo diferenciar la contribución de cada uno de estos factores sobre los parámetros estudiados. 4) En el grupo de las mujeres se observó una mayor influencia de la dieta y el ejercicio físico sobre los parámetros estudiados, no pudiendo, tampoco en este caso, diferenciar la contribución de cada uno de estos factores.

5. Bibliografía

1.- Mitchell RN, Kumar V, Abbas AK, Fausto N. (2007). Robbins y Cotran Patología Estructural y Funcional. 7ª Edición. Ed. Elesevier Saunders.

2.- Goyal R, Jialal I. Diabetes Mellitus, Type 2. StatPearls [Internet]. Treasure Island (FL): StatPearls Publishing; 2018.

3.- Centro Nacional de Epidemiología. Mortalidad por Causa, Sexo y Comunidad Autónoma. Tasas ajustadas por edad y por diabetes mellitus en España. Madrid: Instituto de Información Sanitaria, Ministerio de Sanidad; 2008.p. 20-26 y 39. Disponible en:
http://www.msc.es/estadEstudios/estadisticas/docs/MORTALIDAD
POR_ENFERMEDADES_CRONICAS.pdf.

4.- Alfaro-Latorre M, Regidor-Poyatos E, Gutiérrez-Fisac JL, Mataix-González R, Guevara-García D. Mortalidad por cáncer, por enfermedad isquémica del corazón, por enfermedades cerebrovasculares. Disponible en:
https://www.msssi.gob.es/estadEstudios/estadisticas/docs/MORTALIDAD_POR_ENFERME
DADES_CRONICAS.pdf

5.- Maca-Meyer N, Villar J, Perez-Mendez L, Cabrera A, Flores C. A tale of aborigins, conquerors and slaves: Alu insertion polymorphisms and the peopling of Canary Islands. Ann Hum Genet. 2004; 68: 600-605.

6.- Cabrera de León A, Rodríguez Pérez MC, del Castillo Rodríguez JC, Brito Díaz B, Pérez Méndez Ll, Muros de Fuentes M, Almeida-González D, Batista-Medida M, Aguirre-Jaime A. Estimación del riesgo coronario en la población de Canarias aplicando la ecuación de Framingham. Med Clin (Barc). 2006; 126: 521-526.

7.- de Pablos-Velasco PL, Martínez-Martín FJ, Molero R, Rodríguez-Pérez F, García-Puente I, Caballero A. Patterns of prescription of hypoglycaemic drugs in Gran Canaria (Canary Islands, Spain) and estimation of the prevalence of diabetes mellitus. Diabetes Metab. 2005; 3: 457-462.

8.- Mora-Fernández C, Muros M, Jarque A, González-Cabrera F, García-Pérez J, Navarro J. Características de los pacientes diabéticos referidos por primera vez a las consultas de atención especializada de Nefrología. Nefrología. 2007; 27: 154-161.

9.- Cabrera de León A, del Castillo Rodríguez JC, Domínguez Coello S, Rodríguez Pérez MC, Brito Díaz B, Borges Álamo C, Carrillo Fernández L, Almeida González D, Alemán Sánchez JJ, González Hernández A, Aguirre-Jaime A. Estilo de vida y adherencia al tratamiento de la población canaria con diabetes mellitus tipo 2. Revista Española de Salud Pública 2009; 83: 567-575.

10.- Sandín M, Espelt A, Escolar-Pujolar A, Arriola L, Larrañaga I. Desigualdades de género y diabetes mellitus tipo 2: La importancia de la diferencia. Avances en Diabetologia. 2011; 27: 78-87

11.- Troncoso-Pantoja C, Delgado-Segura D, Rubilar-Villalobos C. Adherencia al tratamiento en pacientes con Diabetes tipo 2. Rev Costarr Salud Pública 2013; 22: 9-13

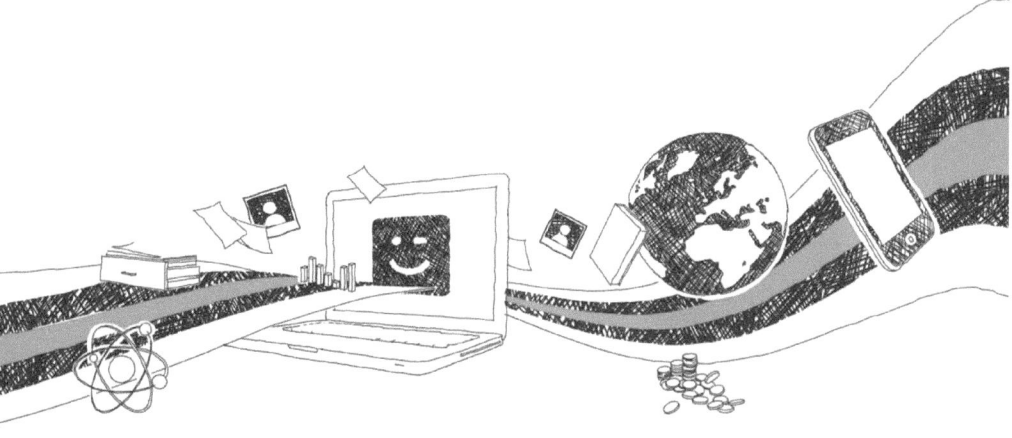
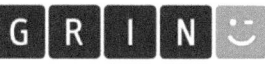